DÉTERMINATION DES MESURES

CAPABLES D'ARRÊTER

LA PROPAGATION DES MALADIES

CONTAGIEUSES

NOTAMMENT LA PLEURO-PNEUMONIE

CONFÉRENCE

Faite au Congrès de 1880, de l'Association Bretonne.

Par Mr B. ABADIE,

Vétérinaire du Département de la Loire-Inférieure.

NANTES,

Mme Vve CAMILLE MELLINET, IMPRIMEUR DE LA SOCIÉTÉ ACADÉMIQUE,

Place du Pilori, 5.

1881

CONFÉRENCE

FAITE

AU CONGRÈS DE 1880

DE L'ASSOCIATION BRETONNE.

DÉTERMINATION DES MESURES

CAPABLES D'ARRÊTER LA PROPAGATION DES MALADIES CONTAGIEUSES

NOTAMMENT LA PLEURO-PNEUMONIE

Conférence faite au Congrès de 1880, de l'Association Bretonne

PAR Mr B. ABADIE,

Vétérinaire du département de la Loire-Inférieure.

MESSIEURS,

Dans une précédente conférence, j'ai eu l'honneur d'exposer l'importance qu'il y a pour l'agriculture de préserver les animaux qu'elle produit et entretient, de toutes les maladies, notamment de celles qui sont contagieuses. J'ai insisté sur la nécessité d'une prompte déclaration à l'autorité, de tous les cas qui peuvent se manifester chez les particuliers, et de l'institution, dans tous les départements, d'un service sanitaire, dévolu aux vétérinaires, seuls capables de déterminer la nature du mal et d'indiquer à l'Administration les mesures efficaces pour en circonscrire les progrès et en étouffer les foyers.

La partie du Code rural qui est relative aux maladies contagieuses élaborée par le Comité des épizooties, sanctionnée par le Conseil d'Etat et votée, sans modification, par le Sénat, est actuellement soumise à la Chambre des Députés.

Ce projet a donné lieu, de la part de Sociétés vétérinaires et d'un certain nombre de Conseils généraux, à des vœux tendant à y introduire quelques amendements propres à permettre à la loi de mieux atteindre le but qu'elle vise.

C'est parce que je suis convaincu que, parmi ces vœux, il en est au moins un qui doit avoir la plus grande influence sur l'efficacité de la loi, que j'ai tenu à vous entretenir de ce sujet, dont la meilleure solution a, pour les intérêts agricoles, une si grande importance.

Les mystères de la contagion voient heureusement leurs voiles se déchirer, chaque jour davantage, grâce aux travaux si brillants des savants de notre époque, nationaux et étrangers, à la tête desquels nous avons la gloire de pouvoir placer notre illustre M. Pasteur, et à sa suite MM. Chauveau, Colin et Toussaint, tous trois professeurs si renommés de nos écoles vétérinaires.

Je n'ai pas la prétention de reproduire devant vous les détails techniques des ingénieuses expériences à l'aide desquelles ils ont pu faire sortir de l'obscurité la plus profonde, des vérités les plus utiles.

Il me suffira de vous dire qu'on est parvenu à découvrir, pour quelques-unes des maladies contagieuses, les éléments infiniment petits, qui constituent leur germe. Ces germes ont pu être isolés et cultivés ensuite dans des milieux neutres. Puis les introduisant dans le corps des animaux, on leur a fait produire, à volonté, les maladies qui leur sont propres ; ce qui a permis d'étudier leur marche à travers les tissus et de se rendre parfaitement compte des désordres qu'ils y provoquent.

Ces précieuses découvertes sont bien de nature à confirmer ce que l'esprit d'observation avait déjà permis de pressentir, à savoir que les maladies contagieuses ne sont pas spontanées, qu'elles naissent d'elles-mêmes et que le jour où l'on serait parvenu à en détruire tous les germes, on serait définitivement affranchi de tous les dommages et de tous les dangers qu'elles nous font courir.

Qu'il y a loin de cette vérité aujourd'hui bien assise, grâce aux merveilleuses découvertes de la science, à la théorie qui avait cours il y a quarante ans, pour expliquer l'apparition des maladies, même de celles auxquelles on accordait dès lors la nature contagieuse ?

Lorsqu'une épizootie se manifestait dans une contrée, on ne manquait jamais, pour en expliquer la source, de faire une longue énumération de tout ce qui pouvait être considéré comme étant de nature à altérer la santé : air sec ou humide, chaud ou froid, saisons de sécheresse ou de pluie trop continues, pénurie et altération des aliments, boissons corrompues, étables trop exiguës, sans ventilation, recélant l'humidité, travaux excessifs, tel était le bilan qui s'étalait en longues pages où l'imagination se plaisait à broder des considérations fort ingénieuses, mais qui avait le défaut de procéder d'une base absolument fausse.

Certes, il ne faut pas douter que toutes ces circonstances ne soient capables de rompre l'équilibre des fonctions, et de briser les forces qui sont l'essence de la vie, et dont la plénitude d'action constitue la santé. Mais elles n'agissent pas uniformément sur tous les individus ; elles frappent chez chacun le point qui est le plus vulnérable, sans aucune spécificité dans leur action, sanctionnant ainsi ce proverbe, dont l'application est si vraie, que l'on tombe toujours du côté où l'on penche.

Mais elles ne peuvent pas donner naissance à ce dont elles ne portent pas le germe, conséquemment aux maladies contagieuses, qui résultent toujours du développement du germe, dont elles sont constamment inséparables.

C'est donc une faute, à l'occasion de l'éclosion d'une

maladie contagieuse, d'étaler aux yeux des cultivateurs les nombreuses conditions contraires à une bonne hygiène, auxquelles leurs animaux ont été soumis et de leur faire entrevoir que c'est à leur influence que l'épizootie doit être attribuée.

Certainement rien n'est plus désirable que de voir les êtres vivants placés au milieu des conditions capables de soutenir leur santé et de favoriser leur développement : si à l'occasion d'une épizootie on avait pu remédier à une foule de voies de construction et d'aménagements des logements et de leurs abords, il y aurait lieu d'applaudir, en rappelant cet adage : *à quelque chose, malheur a été bon.*

Mais encore une fois l'épizootie contagieuse ne peut jamais s'engendrer même au milieu des conditions hygiéniques les plus défavorables, si le germe qui lui est propre ne s'y trouve pas semé.

Que la conservation de ce germe rencontre des circonstances qui favorisent son éclosion et ses effets, parmi toutes les conditions de nature à porter atteinte à la santé des animaux ; que même une santé ébranlée rende les animaux moins réfractaires à son action, tout cela est possible, comme il semble raisonnable de le penser, sans que cela soit bien démontré ; mais je le répète aucune de ces conditions ne peut faire naître le germe.

J'insiste sur ce point, afin que l'esprit des personnes intéressées soit bien pénétré de cette vérité, et que parmi les moyens indiqués pour combattre l'épizootie et prévenir sa récidive, on soit à même de bien distinguer ceux qui sont de nature à s'attaquer directement au germe pour le détruire, de ceux qui sont seulement capables d'améliorer le milieu dans lequel les animaux sont plongés.

Ce que je dis est si vrai qu'il n'est pas rare de voir dans les étables les mieux installées et les plus salubres, le bétail, quoique bien pansé et bien nourri, ravagé par la contagion ; tandis que dans le voisinage des animaux rabougris, excédés de travail, mal alimentés et logés dans des bouges infects, en demeurent préservés.

Donc la maladie ne peut naître que d'elle-même, parce que les germes provenant du corps malade passent directement ou indirectement dans l'animal sain, par le contact. Il est d'observation en effet que la contagion s'opère de proche en proche entre les divers animaux logés ensemble.

Mais les germes peuvent être déposés en certains milieux où ils conservent leurs propriétés pendant des mois et des années, après lesquels ils ont la faculté, par une sorte de force germinative, qui se réveille suivant des conditions particulières, de faire éclore la maladie dans le corps où ils ont pénétré, avec les aliments, les boissons ou simplement l'air respirable.

Il serait très intéressant de pouvoir déterminer pour chaque maladie les conditions dans lesquelles le germe en est conservé, afin d'être mieux à même de discerner les moyens de le détruire.

Mais il est un point qu'il me paraîtrait surtout très important d'élucider : c'est de savoir si les germes de certaines maladies ne peuvent pas avoir des habitats particuliers en dehors des animaux domestiques qu'ils frappent, s'ils ne se greffent pas sur des êtres vivants, plantes ou animaux autres que ceux de nos étables.

Par exemple la bactéridie est l'élément dont l'introduction dans le corps des animaux y produit le charbon. Nous savons que cette bactéridie enfouie avec les cadavres, très profondément dans le sol, peut être ramenée, à sa surface par les vers de terre, ainsi que M. Pasteur l'a démontré, en décélant sa présence dans les cylindres terreux que ces êtres rendent et déposent à la surface du sol, après les rosées du matin ou après la pluie. Il est facile, par une expérience fort simple, de prouver ce que je viens de dire : que dans la terre à laquelle on a mêlé des spores de bactéridies on fasse vivre des vers ; qu'on ouvre leur corps après quelques jours pour en extraire, avec toutes les précautions convenables, les cylindres terreux qui remplissent leur canal intestinal, on y retrouve en grand nombre les spores charbonneuses. On comprend bien dès lors que les vers attirés par l'humidité et l'ameublissement de la terre fraîchement remuée, qui recouvre les cadavres, y recueillent les éléments capables de produire le charbon, pour les ramener à la surface du sol, mêlés à la terre des petits cylindres qu'ils y répandent, cylindres bientôt désagrégés par la pluie et répandus en poussière sur les plantes avec lesquelles les éléments en question pénètrent bientôt dans le corps des animaux, pour y occasionner les désordres que l'on sait.

Comme contrôle du bien fondé des déductions tirées de l'expérience précitée, M. Pasteur a eu la bonne fortune de constater l'observation suivante : dans le Jura, on lui signala une prairie inclinée, sur un point de laquelle, en juin 1878, avaient été enfouis les cadavres de trois vaches mortes du charbon. Les fosses étaient reconnaissables par une crevasse entourant d'un cercle le sol remué et par la végétation de l'herbe de leurs surfaces, qui y avait poussé plus dru que sur le vieux sol. Depuis deux ans, à intervalles variables de quelques mois, il a recueilli, soit de la terre meuble, soit des déjections des vers de terre à la surface des fosses ; dans tous les cas, il y a constaté la présence des germes du charbon, tandis qu'à quelques mètres seulement de ces fosses, on n'en découvrait pas. Pour vérifier la suspicion de ces surfaces par une preuve directe, il fit établir deux petits enclos, l'un sur une fosse, l'autre à trois ou quatre mètres en amont : le 18 août 1880, il plaça quatre moutons dans chacun. Dès le 25, l'un des moutons de l'enclos sur la fosse est mort du charbon, le sang rempli du parasite de cette affection; les moutons de l'autre enclos ont continué à se bien porter.

Voilà l'une des voies que suivent les spores du charbon pour retourner au corps des animaux. Assurément, il doit en exister d'autres qui nous sont encore cachées et que les efforts des savants parviendront à découvrir.

Mais cette bactéridie ne pourrait-elle pas exister sans qu'elle eût jamais habité le corps des animaux qui avaient succombé au charbon? Ne peut-elle pas vivre et se reproduire sur certaines plantes ou certains animaux inférieurs, ou restant plongée dans des mélanges en décomposition? Telle est la question qui se présente aux méditations des savants et qu'il serait très important de pouvoir résoudre, afin d'éclairer la discussion qui se reproduit souvent et qui a trait à la spontanéité ou à la non spontanéité des maladies contagieuses.

Avec les progrès qui s'accomplissent avec tant de rapidité, on peut dire que la science d'aujourd'hui ne sera plus la science de demain. Ne désespérons donc pas de voir découvrir tous les habitats qui peuvent récéler les germes des maladies, circonstances qui seront très favorables pour organiser les moyens capables de se mettre à l'abri des contagions.

En attendant, nous inspirant de ce qui est acquis à la science, notre devoir est de rechercher les mesures susceptibles de détruire ou de diminuer la contagion et d'en recommander l'application, pourvu qu'au point de vue économique et au point de vue de l'intérêt général, ces mesures méritent d'être recommandées.

Telles sont les considérations générales que j'ai tenu à faire passer sous vos yeux, afin d'appeler toute votre attention sur la question si importante des moyens d'arrêter ou de borner les progrès des épizooties.

Par l'exemple du charbon que j'ai cité, vous pouvez juger

combien il importe de traiter d'une façon toute particulière les cadavres et les déjections, afin de pouvoir soustraire les animaux sains à leur funeste influence. Chaque maladie, ainsi étudiée sous toutes ses faces, inspirera des moyens capables d'en atténuer les ravages.

Mon intention n'est pas de faire cette étude en ce moment ; mais j'ai seulement pour but d'appeler toute votre attention sur une modification que je crois très nécessaire d'introduire dans le projet de loi déjà voté par le Sénat et qui est actuellement soumis à la Chambre des Députés.

Je veux parler des avantages qu'il y aurait à appliquer à la pleuro-pneumonie les mêmes règles qui sont appliquées au typhus.

En cas de typhus, l'Administration est déjà armée par la loi et elle le sera de même après la promulgation du projet en délibération, pour faire exécuter l'abatage, non seulement des animaux malades, mais encore de ceux simplement soupçonnés d'être contaminés, parce qu'ils avaient subi le contact des premiers. Mais la loi, en armant l'Administration d'un tel pouvoir, lui a fourni les moyens de rendre ce pouvoir en quelque sorte protecteur, quand il aurait pu apparaître comme odieux : elle a, en effet, placé dans la main bienfaisante de l'Administration un baume très salutaire, l'argent nécessaire pour indemniser le propriétaire de la perte de l'animal qu'on lui prend ou dont on le prive.

De la sorte, le fermier qui se voit frappé par le fléau, s'empresse d'en avertir l'autorité, parce qu'il sait que celle-ci l'indemnisera ; tandis que s'il cachait sa situation, il lui serait infligé des punitions d'amende et même de prison aux lieu et place de l'indemnité.

Voilà bien un moyen très pratique d'exciter les détenteurs d'animaux malades à faire leur déclaration, moyen sans lequel, le plus souvent, cette déclaration ne serait pas faite, l'intérêt personnel qui, du reste, serait mal compris, dominant la crainte des poursuites contre une telle infraction.

Lors même que la mesure heureusement édictée ne reposerait que sur une telle considération, elle serait amplement justifiée, puisqu'elle permet ainsi d'arrêter la marche du fléau, qui menacerait d'atteindre en peu de jours les proportions d'une grande calamité publique.

Mais cette mesure est équitable, quoi qu'en puissent dire certains politiciens, qui, se considérant comme les détenteurs de ce qu'ils appellent la Providence de l'Etat, prétendent qu'elle n'est pas justifiée en droit, et que l'Etat n'est que généreux quand il vient ainsi au secours de malheurs immérités.

Je comprends que l'Etat ordonne à un propriétaire de démolir sa maison parce qu'elle menace ruine et qu'elle peut causer des accidents ou encore qu'il lui défende de la faire habiter en raison de son insalubrité. Mais de qui dépendent la fragilité et l'insalubrité de la maison? Evidemment de la faute du propriétaire, qui a eu le tort de la bâtir ou de la conserver dans ces conditions défectueuses.

Mais peut-on imputer à un cultivateur le tort d'avoir dans son étable des animaux frappés d'un mal contagieux? Peut-on affirmer qu'il serait également frappé, quand même l'Etat aurait exactement fait exécuter la loi qui défend expressément de laisser exposer en vente un animal contaminé?

Pour ne parler que du typhus, est-ce qu'il n'est pas exact de dire que son introduction en France est un résultat fatal : 1° de guerres plus ou moins nécessaires, dont les conséquences retombent pleinement sous la responsabilité de l'Etat; 2° ou bien celui d'une surveillance incomplètement exercée à la frontière? Dans les deux cas, est-ce que ce n'est pas là un fléau de force majeure, qui frappe tous les intérêts, et pour la conjuration duquel il est équitable de faire appel aux ressources de la collectivité? Poser cette question, c'est la résoudre. Aussi ai-je quelque peine à comprendre le langage de personnes pourtant si dignes d'être écoutées, lorsqu'elles disent que quand on détruit pour cause d'utilité publique, ou, pour parler plus exactement, de sécurité publique, un animal atteint de typhus, on ne cause pas à son propriétaire un dommage réel, parce que cette destruction n'est qu'une anticipation de quelques jours sur ce que la mort naturelle doit accomplir. Présenter ainsi la question, sans parler des responsabilités, c'est en fausser la solution. Si, au contraire, on remonte à la source du mal, on constate que les victimes directes n'en sont nullement responsables, et on trouve alors leurs droits évidents à une réparation du dommage qui leur est causé par des circonstances dépendantes de l'Etat et contre lesquelles l'action des particuliers est absolument impuissante.

Pardonnez-moi cette digression sur un sujet qui n'est pas en question, puisqu'il est jugé ; mais dont le jugement doit reposer sur des motifs que je trouve incomplètement exposés ; ce qui est de nature à détourner l'esprit des véritables responsabilités. Cela n'aura pas été tout à fait inutile ; car je compte m'appuyer sur des considérations de même ordre pour justifier l'établissement d'une indemnité en faveur des propriétaires d'animaux frappés de pleuro-pneumonie.

La loi en question n'attribue en effet d'indemnité qu'en cas de peste bovine.

Il y a des personnes qui voudraient voir étendre une pareille mesure, non seulement à la pleuro-pneumonie, mais encore à la morve et à la rage. Relativement à ces deux dernières affections, j'avoue que je ne partage pas un tel avis; d'abord, parce qu'elles ne sont pas très fréquentes, qu'elles n'intéressent que faiblement la fortune publique, qu'elles sont absolument incurables ; mais surtout parce que l'opinion publique est tellement formée à leur égard, que ce n'est que très exceptionnellement qu'on rencontre un détenteur qui, de son propre mouvement, n'aille pas au-devant du sacrifice de son animal.

En ce qui concerne la pleuro-pneumonie, c'est bien différent, et j'estime qu'elle doit justifier, aussi bien que le typhus, le principe de l'abatage des malades et des suspects, moyennant une équitable indemnité.

C'est une maladie essentiellement contagieuse, qui ne peut naître que de la contagion, quoiqu'en puissent dire quelques praticiens, prétendant que certaines alimentations très riches seraient capables de l'engendrer. En tout cas, ces circonstances seraient tellement rares, quand même elles ne seraient pas contestables, qu'il n'y a pas lieu d'en tenir compte, la contagion seule expliquant bien l'immense majorité des cas. Je considérerai donc ce point comme vrai, sans que j'aie besoin de m'y appesantir davantage.

On sait bien que le virus de la pleuro-pneumonie git dans le liquide infiltré dans la trame du poumon ; mais on ne sait pas encore quel est l'élément de ce liquide qui constitue le germe de la maladie. M. Willems, médecin belge, très célèbre comme l'inventeur de l'inoculation préventive de cette maladie, croit avoir découvert dans ce liquide des corpuscules propres, qu'il est parvenu à isoler et à cultiver jusqu'à la huitième génération, dans un milieu différent. Il faut attendre le résultat des expériences qu'il poursuit et qui, si elles réussissent, pourront nous mettre sur la voie que parcourent ces corpuscules pour pénétrer du malade dans l'animal sain, d'où découleraient peut-être les moyens propres à en combattre l'action.

Pour le moment, on ne connaît pas exactement le mécanisme de la contagion, c'est-à-dire comment le virus se comporte pour, de l'animal malade, atteindre directement ou indirectement le sujet sain.

On constate qu'un animal contaminé introduit dans une étable y tombe bientôt malade et que ses voisins ne tardent pas à être eux-mêmes atteints.

On a vu des cas où des sujets n'ayant jamais subi le contact des malades, mais ayant séjourné dans des wagons de chemin de fer, étaient frappés par la maladie.

Il est même arrivé que des animaux ayant voyagé dans ces conditions, et rentrant dans leur étable, ont pu transmettre à leurs voisins les principes de la contagion, alors que celle-ci les épargnait eux-mêmes.

Des animaux complètement isolés, n'ayant jamais fréquenté la voie publique, ont contracté la pleuro-pneumonie, sans qu'on ait pu découvrir autre chose que cette circonstance que la personne qui les soignait, pour les panser et les nourrir, avait pénétré dans la même journée dans une étable infectée, située à plusieurs lieues, et qu'elle y avait palpé les malades.

Des sujets enlevés d'un milieu infecté et conduits dans un lieu sain, n'ont quelquefois manifesté les premiers signes de l'atteinte du mal que trois mois et au-delà après la date de leur arrivée ; et qui démontre que la période d'incubation de la maladie, si elle n'est que de quelques jours, dans certains cas, peut se prolonger pendant plusieurs mois, dans d'autres.

Lorsque la contagion éclate dans un troupeau, il est rare que dans un temps donné la majorité des animaux n'en soient pas atteints.

La maladie n'est pas toujours mortelle : il est même des circonstances où elle semble revêtir un caractère particulier de bénignité ; tandis que dans d'autres, agissant avec violence, elle tue les malades en quelques jours.

Parmi les nombreux traitements qui lui ont été appliqués, il n'y en a aucun de particulièrement efficace : d'ailleurs, il n'est pas démontré qu'un traitement quelconque ait des résultats sensiblement différents de l'expectation accompagnée de bons soins hygiéniques.

Avec les apparences de la santé, les animaux supposés guéris conservent souvent des lésoins dans le poumon passées à l'état chronique : dans cet état, ces sujets sont encore susceptibles de répandre l'infection sur les voies qu'on leur fait parcourir et sur les animaux avec lesquels on les met en contact.

Une fois guéris, les animaux conservent une immunité contre de nouvelles atteintes. M. Willems, le médecin belge précité, s'inspirant de cette observation, a eu l'idée d'essayer de l'inoculation du virus, espérant que la maladie ainsi artificiellement provoquée serait facilement curable. Ses essais répondirent à ses espérances, et malgré les oppositions qu'il eut à soutenir, on peut aujourd'hui proclamer que son système a obtenu les meilleurs résultats, et qu'à défaut de la suppression radicale du mal, par l'abatage, il permet d'espérer, pour l'avenir, une atténuation considérable des ravages de la maladie.

Tels sont les traits généraux de la pleuro-pneumonie, qui apporte la désolation et la ruine partout où elle apparaît.

Les pays qui n'élèvent et engraissent que les animaux qu'ils ont fait naître, et qui, par conséquent, n'importent pas des sujets du dehors, en sont généralement préservés et ont les plus grandes chances de l'être.

Au contraire, ceux dans lesquels il s'opère de fréquents échanges à partir des premiers mois qui suivent la naissance, jusqu'au but final, l'engraissement pour l'abattoir, en sont fréquemment frappés.

C'est surtout dans les distilleries et les fabriques de sucre, où s'accumulent et se renouvellent annuellement un si grand nombre d'animaux de provenances lointaines les plus diverses, que l'épizootie exerce les plus grands ravages.

On comprend bien cette diffusion de la maladie, étant connues les habitudes et les tendances des détenteurs d'animaux contaminés et surtout celle de beaucoup de marchands, intermédiaires obligés : habitudes et tendances qui rencontrent une aide puissante, dans l'incurie des administrations des chemins de fer, en ce qui concerne la désinfection des wagons, qui devrait être toujours opérée, chaque fois qu'ils auraient servi à un transport d'animaux.

Il est aisé de voir combien il reste à la contagion de chances de se propager, même lorsque l'Administration ayant trouvé le plus complet bon-vouloir chez tous les intéressés, aurait pu exactement faire observer les mesures de séquestration du bétail malade et infecté, de toutes les étables, de tous les villages, de toutes les communes envahies.

Mais outre que quand la déclaration est parvenue à l'autorité, il arrive le plus souvent que les mesures prescrites ne sont pas régulièrement appliquées, parce que la surveillance, d'ailleurs fort difficile, est le plus souvent exercée d'une manière plus que négligée, on constate fréquemment que cette formalité n'a été remplie que tardivement, et que, depuis le moment où la maladie avait débuté, un certain nombre d'animaux contaminés avaient été vendus et qu'ils disséminent ainsi la contagion au loin et dans tous les sens.

N'est-il pas désolant qu'un honnête homme qui s'est rendu à une foire, y puisse acheter un animal qui, au lieu de lui procurer quelque profit, lui apporte la ruine ?

Je sais bien qu'on répondra que la victime d'aujourd'hui pourra devenir le coupable de demain, que les intéressés devraient se protéger entre eux, et que si leur éducation n'est pas faite à cet égard, elle se fera forcément avec le temps, le bien devant nécessairement succéder à l'excès du mal. Ce n'est pas là une théorie de fantaisie ; car elle est prônée avec force dans un livre spécial, émané de la plume d'un homme qui passe pour être très compétent.

Pourquoi ne l'a-t-il pas recommandée aussi en ce qui concerne les voleurs et les assassins ? C'est qu'ici elle apparaîtrait monstrueuse ; mais dans le cas qui nous occupe, elle est au moins naïve.

Sans exagérer les devoirs et les responsabilités qui, en cette matière, incombent aux particuliers et à l'Etat, il faut bien reconnaître que si le détenteur conscient d'un animal contaminé est coupable de l'exposer en vente et mérite d'être puni, l'Etat, lui aussi, assume quelque responsabilité envers les honnêtes gens, quand il ne veille pas avec toute la sollicitude possible à ce que les infractions aux lois soient prévenues ou réprimées.

Ne résulte-t-il pas de toutes ces considérations que nous nous trouvons en présence d'un fléau, dont la diffusion à travers le pays semble pouvoir se jouer des précautions les mieux comprises pour l'arrêter ?

Ce fléau est bien plus redoutable que le typhus, parce que, par sa marche insidieuse, il finit par amener de plus grands ravages, sans qu'ils produisent sur les esprits la même impression, ne frappant qu'à petits coups, répétés de loin en loin.

Au point de vue du mode de contagion, ces deux maladies ont de grandes analogies.

On sait que pour la peste bovine, l'assommement général des malades et des suspects et la désinfection complète des lieux, sont les seuls moyens de se mettre en garde contre de plus grands ravages. C'est à cette mesure que, dans tous les pays, on recourt pour combattre cette maladie.

Il n'est pas douteux que ce moyen, appliqué à la pleuro-pneumonie, ne dût amener des résultats aussi avantageux.

Aussi, et après mûres réflexions, n'hésitai-je pas à le recommander dans toutes les circonstances, excepté en ce qui concerne les distilleries et les fabriques de sucre, où la pratique de l'inoculation est régulièrement suivie.

Toutefois, lorsqu'un de ces établissements serait déclaré infecté ou suspect d'infection, il y serait expressément interdit de vendre les animaux, autrement que pour être immédiatement abattus dans un abattoir, où ils seraient conduits avec des précautions toutes particulières.

Il est évident que l'abatage des malades et des suspects entraînerait en faveur du propriétaire une équitable indemnité.

Celle-ci serait suffisamment justifiée par les raisons que je vous ai fait connaître; mais elle trouverait une justification plus complète dans cet argument, que la maladie n'étant pas toujours mortelle, tant s'en faut, ce serait exercer une véritable spoliation envers le propriétaire que de le priver d'une réelle valeur sans une juste indemnité.

A cette occasion, je ne puis m'empêcher de manifester tous mes regrets de voir inscrite, dans le projet de loi, art. 9, la prescription d'abattre les malades de péri-pneumonie, quand la maladie est déclarée incurable par le vétérinaire délégué. Je ne vois, en effet, aucun danger pour la sécurité publique, ni même pour l'intérêt public, à ce qu'un tel animal soit conservé, à la condition d'être placé et maintenu dans des conditions de séquestration et d'isolement bien appliqués. Relativement à la contagion, la maladie incurable n'est pas plus dangereuse que le cas le plus bénin. Au contraire, je vois un inconvénient réel à placer ainsi la propriété d'autrui sous la dépendance d'un jugement qui peut n'être pas infaillible, mais surtout dont la décision sera vivement critiquée, même lorsque la critique ne paraîtrait nullement justifiée aux yeux d'un juge compétent.

L'indemnisation, au contraire, coupe court à ces justes critiques.

Qu'il me soit permis d'ajouter que les sacrifices que l'Etat devrait s'imposer à cet égard ne seraient pas aussi considérables que certains le prétendent. D'ailleurs, ces sacrifices, assez élevés pendant les premières années, seraient considérablement réduits lorsque les foyers actuels seraient complètement anéantis.

Toutes les puissances voisines, hormis l'Espagne, le Portugal et l'Italie, ont adopté, contre la pleuro-pneumonie, le système de l'abatage des suspects, même avec indemnisation aux propriétaires. Ce système n'est pas assez ancien pour en apprécier dès aujourd'hui tous les résultats économiques, excepté dans les Pays-Bas, où il fonctionne depuis 1871, et où le nombre des malades a varié, en quatre années, de 2,227 à 698, résultat très important et qui justifie bien la mesure.

Je laisse à des personnes plus compétentes le soin d'établir la quotité de l'indemnité, selon qu'il s'agirait de malades ou simplement de suspects, et parmi ces derniers, il y aurait lieu, ce me semble, de distinguer aussi les sujets qui auraient déjà subi une suffisante préparation pour la boucherie.

Mais j'ajoute qu'une partie de la perte devrait toujours être laissée à la charge du propriétaire.

Comme, d'un autre côté, les animaux abattus seraient, le plus souvent, propres à la consommation, il y aurait encore de ce chef une notable diminution à inscrire en déduction de la somme à verser.

En conséquence, j'ai l'honneur de proposer le vœu suivant :

Que, dans le projet de loi sanitaire actuellement en discussion, le principe de l'abatage des malades et des suspects, moyennant une équitable indemnité, consacré pour la peste bovine, soit étendu à la pleuro-pneumonie, dans tous les cas où elle apparaîtrait, excepté ceux qui concerneraient les troupeaux des établissements de distillerie et des fabriques de sucre, établissements qui, relativement à cette épizootie, seraient régis par un règlement d'administration publique.

Extrait du Journal de Médecine de l'Ouest. — 1er trimestre 1881.

Nantes, imprimerie de Mme Vve Camille Mellinet, place du Pilori, 5.

www.ingramcontent.com/pod-product-compliance
Ingram Content Group UK Ltd.
Pitfield, Milton Keynes, MK11 3LW, UK
UKHW022154260726
13993UKWH00005B/2362